Docteur M. P. Durand

COURVILLE

NOTES RELATIVES

A L'ÉTIOLOGIE

DE LA

TUBERCULOSE

HUMAINE

DANS LE DÉPARTEMENT D'EURE-&-LOIR

Rapport communiqué
à la Société des Médecins d'Eure-et-Loir. — Juillet 1912

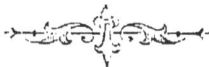

Nombre d'Exemplaires : Deux cent cinquante
— de pages : Douze
Format : in 8° écu
Pour dépôt légal
Chartres le 22 Juillet 1912
L'Imprimeur
J. Bull

DOCTEUR M. P. DURAND

COURVILLE

NOTES RELATIVES

A L'ÉTIOLOGIE

DE LA

TUBERCULOSE

⟶⟩⟨ HUMAINE ⟩⟨⟵

DANS LE DÉPARTEMENT D'EURE-&-LOIR

Rapport communiqué

à la Société des Médecins d'Eure-et-Loir. — Juillet 1912

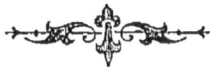

SOCIÉTÉ DES MÉDECINS D'EURE-&-LOIR

NOTES RELATIVES

A L'ÉTIOLOGIE DE LA TUBERCULOSE HUMAINE

Dans le Département d'Eure-et-Loir

Mes Chers Confrères,

A la réunion de la Société, en juillet 1910, vous m'avez chargé — ainsi que les docteurs Maunoury et Mariani — de vous apporter quelques renseignements concernant la tuberculose humaine dans le département.

De son côté, la Société Vétérinaire avait nommé trois membres : MM. Bigot, Lours et Vinsot, pour étudier cette question dans ses rapports avec la tuberculose bovine.

Les deux délégations ne se sont pas encore réunies, car il nous a paru indispensable d'avoir chacun une idée exacte, une opinion personnelle, de réunir des documents certains, avant d'aborder la discussion avec fruit.

Je vous fais part dans ce rapport des résultats de mon enquête.

Je me' suis livré à un travail de statistique portant sur les tuberculeux décédés dans ma clientèle, depuis juillet 1910 jusqu'en juillet 1912. Ce travail, assez restreint, m'a cependant fourni des pourcentages intéressants. Je me réserve de les comparer avec les résultats que j'enregistrerai dans la suite. Il ne faut pas, naturellement, accorder une valeur trop absolue aux chiffres ainsi obtenus. Une recherche de plusieurs années, pratiquée par des confrères habitant des régions différentes d'Eure-et-Loir, serait nécessaire pour approcher de la plus grande exactitude possible.

Je n'entrerai pas non plus dans le détail de chaque cas : ce serait fastidieux ; mais je puis vous affirmer que j'ai apporté le plus grand soin, la plus grande conscience à étiqueter, suivant leur origine, tous les décès survenus par tuberculose.

Ma statistique porte sur *37 cas.*

Sur ce chiffre :

23 sujets sont morts de tuberculose acquise par hérédité, hérédo-contagion ou contagion familiale ;

5 sujets sont morts de tuberculose greffée sur

un terrain uniquement alcoolique, sans autre cause.

(Vous vous étonnerez que ce chiffre soit aussi faible, étant donnés les terribles ravages dûs à cette tare sociale. Je tiens à vous faire remarquer que ces 5 sujets n'étaient pas de familles tuberculeuses, qu'aucun de leurs proches n'était atteint de cette maladie et qu'enfin ils n'habitaient pas de maisons infectées ; ils étaient seulement alcooliques avérés, ceci n'empêche de trouver nombre d'alcooliques parmi les sujets tuberculisés par contagion familiale. Parmi ces derniers beaucoup, je suppose, auraient échappé à la contagion si l'alcool n'avait pas fertilisé le terrain).

4 sujets sont morts de tuberculose sans que je puisse en déterminer la cause exacte. Trois d'entre eux étaient des jeunes gens ayant vécu en ville dans des conditions hygiéniques déplorables : ils sont venus mourir à la campagne. L'autre était une personne âgée chez laquelle je n'ai pu déceler le mode de contagion.

Restent 5 décès — 5 enfants — chez lesquels je n'ai pas relevé d'antécédents familiaux ni d'autres causes de contagion dans l'entourage.

Le lait est-il en cause dans ces cas ? Je puis l'affirmer pour 2 de ces enfants. Pour les

3 autres la certitude est plus difficile à établir. On pratique peu la tuberculinisation des vaches dans ma contrée et cela serait nécessaire pour qu'on puisse être affirmatif. Admettons cependant qu'il s'agisse là, pour tous ces cas, de contagion par tuberculose bovine, c'est certainement le maximum imputable à ce mode de transmission.

POURCENTAGE

des décès par tuberculose suivant leur étiologie

62 % par hérédité ou contagion familiale.

13,5 % par alcoolisme, uniquement.

10,8 % par cause inconnue.

13,5 % *au maximum* par propagation de tuberculose bovine.

CONCLUSIONS

La tuberculose bovine, à mon avis, représente une faible part dans les causes de contagion de cette maladie.

J'avais dit, dans ma thèse *(Contribution à l'étude de la tuberculose rurale*, juillet 1906) :

« Il est bien vrai qu'on voit des foyers tubercu-

leux éclater au hasard et ces cas sont imputables
en grande partie à la contagion par tuberculose
bovine Malheureusement, la plupart du temps,
ces foyers continuent à évoluer pour leur propre
compte et la contagion familiale poursuit l'œuvre
commencée. »

Je pensais bien alors que l'hérédité et la contagion familiales tenaient la plus grande place
dans les causes de tuberculisation.

J'attachais cependant une importance trop
considérable à la transmission de la tuberculose
bovine. J'avais été effrayé par les renseignements
que m'avait donnés M. Lours.

Voici, en effet, ce qu'il m'écrivait à cette
époque : « On a pu dire, avec raison, que dans
la Beauce où règne la stabulation permanente,
60 % des animaux étaient atteints de tuberculose Cette appréciation n'est pas au-dessus de la
vérité; nous avons pu nous en rendre compte dans
les étables où les propriétaires consentaient à faire
tuberculiner leurs bêtes : 80 % réagissaient. »

On pouvait penser d'après ces chiffres qu'il y
a là un danger de tous les instants ; seulement
il est démontré que la tuberculose bovine se
transmet surtout par l'ingestion du lait et que,
seul, le lait provenant de vaches atteintes de
mammite tuberculeuse est nosif.

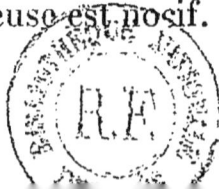

Le paysan boit peu de lait, les enfants mis à part. Chez ces derniers, l'habitude maintenant entrée à peu près dans les mœurs de leur donner cet aliment bouilli, écarte bien des danger. Les chances de contagion de ce côté sont donc très diminuées.

Cette première constatation est de la plus grande importance.

Il est superflu que notre département fasse d'énormes dépenses en prenant des mesures sanitaires draconiennes au point de vue vétérinaire.

La question, à mon avis, doit être envisagée sous un autre jour.

Les grandes causes de tuberculose résident toujours dans :

L'hérédité.

L'hérédo-contagion familiale.

La contagion familiale.

L'alcoolisme.

Les fautes contre l'hygiène.

Je vois surtout la nécessité que les médecins et les pouvoirs publics, dans une entente parfaite, portent leurs efforts sur ces points.

A nous, médecins, incombe le devoir de soigner le terrain, de développer chez le peuple des idées d'hygiène et de propreté, de préserver

l'enfant pour que le germe tuberculeux ne puisse
y pousser et s'y développer.

Aux pouvoirs publics il appartient d'enseigner
dans les écoles les dangers des fautes contre
l'hygiène, de l'alcoolisme surtout, de livrer la
guerre à cette plaie sociale qui abrutit la race
française et la fait péricliter tous les jours, et
d'ouvrir des crédits qui offrent aux tubercu-
leux indigents les moyens de se nourrir, de se
guérir et de se loger convenablement.

Toutes ces mesures, me semble-t-il, doivent
prendre le pas sur les mesures sanitaires vétéri-
naires. Il faut en tout un remède proportionné
au mal.

Telles sont les appréciations que je livrerai
aux membres de notre commission. Je me
défends de vouloir les imposer à qui que ce
soit. A vous, mes chers confrères d'en examiner
le bien-fondé et d'y appliquer les remarques
que vous jugerez nécessaires.

Au moment de terminer ce travail, je lis les
conclusions du rapport du professeur Calmette,
à la dixième conférence contre la tuberculose.
Elles ne font que confirmer mon opinion à ce
sujet. Les voici en résumé :

« Une seule race de bacilles tuberculeux

infecte habituellement les mammifères, en particulier le bœuf et l'homme, adaptée à l'un ou à l'autre avec des modifications plus ou moins différentes Les bacilles adaptés à l'organisme de l'homme sont rarement virulents pour le bœuf. Par contre, ces bacilles du type humain manifestent une extrême virulence pour l'homme :

« Sans qu'il puisse être question d'abandonner les mesures de défense qui ont pour objet de protéger l'enfant contre l'infection possible par le bacille d'origine bovine, il est donc évident que la prophylaxie anti-tuberculeuse doit viser à supprimer la cantagion inter-humaine et particulièrement la contagion familiale. Le principal danger pour l'homme, enfant ou adulte est la cohabitation avec les malades porteurs de lésions tuberculeuses ouvertes qui réalisent le plus sûrement les infections fréquemment répétées et trop souvent massives auxquelles les organismes les mieux défendus sont impuissants à résister. » (*Revue d'hygième*, avril 1912.)

De son côté, le professeur Vallée, d'Alfort, admet que 10 % des cas de tuberculose humaine proviennent d'une infection par le bacille bovin et M. Chaussé, dans une note à l'Académie de Médecine, conclut :

« Il me paraît évident que, si l'ingestion du lait tuberculeux, devait produire fatalement la tuberculose, il n'y aurait pas, entre la proportion des vaches malades et celle des veaux atteints, une aussi énorme différence. »

Je termine sur ces appréciations plus autorisées que la mienne en soulignant la concordance de toutes ces idées et l'analogie de nos conclusions, quoiqu'elles portent aussi bien sur des recherches restreintes que sur des recherches très étendues.

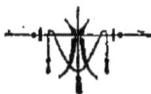

Docteur DURAND.

CHARTRES. — IMPRIMERIE DE LA « DÉPÊCHE »

169